LA
MÉTHODE PRÉVENTIVE

DANS LES

AFFECTIONS VÉNÉRIENNES

PAR

Le Dr G. DUVIVIER

———

PARIS

TYPOGRAPHIE A. DAVY

52, RUE MADAME

—

1896

Fondé en 1827, pour le **Traitement spécial des maladies des organes génito-urinaires,** par le Dr G. DUVIVIER,
le cabinet médical tenu actuellement par son successeur.
ancien interne en médecine et chirurgie des hôpitaux de
Paris, lauréat de la Faculté de Médecine, etc., etc., est ou-
vert **tous les jours** (*lundis et dimanches exceptés*) **de 3 à 5
heures, boulevard Sébastopol, n⁰ 7 (ne pas confondre
avec le n⁰ 5).**

On peut consulter par correspondance et demander des
rendez-vous à l'avance pour toute autre heure.

LA

MÉTHODE PRÉVENTIVE

DANS LES

AFFECTIONS VÉNÉRIENNES

PAR

Le Dʳ G. DUVIVIER

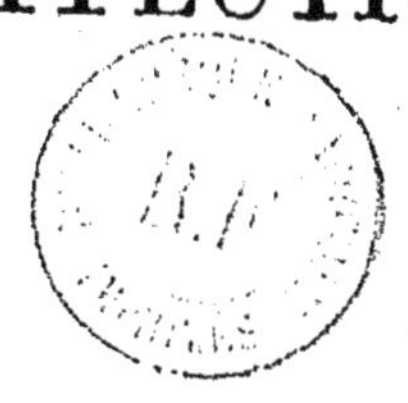

PARIS

TYPOGRAPHIE A. DAVY

52, RUE MADAME

—

1896

LA MÉTHODE PRÉVENTIVE

DANS

LES AFFECTIONS VÉNÉRIENNES

INTRODUCTION

Nous présentons au public une méthode nouvelle, rigoureusement scientifique, un instrument nouveau dans un but également neuf : **préserver du mal plutôt que guérir**. Bref, nous voulons : *supprimer la contagion* des maladies vénériennes et rendre inoffensifs les rapports sexuels les plus dangereux.

Evidemment, l'idée est toute simple. Encore fallait-il y songer, c'est l'éternelle histoire de l'œuf de Christophe Colomb.

Trouver d'abord une combinaison antimicrobienne capable d'anéantir rapidement et sûrement les germes des principales maladies vénériennes essentiellement contagieuses : la *blennorrhagie*, le *chancre mou* et la *syphilis*.

Créer ensuite un instrument fidèle, fonctionnant instantanément, peu encombrant dans la poche, qu'on puisse confier aux mains les plus inexpérimentées, doué à la fois d'une incontestable puissance et d'une innocuité absolue : tel était le problème à résoudre et résolu par nous.

Aussi n'est-ce pas sans quelque satisfaction qu'à tous les hommes **virils**, aussi bien aux adolescents, risquant leurs premières armes, qu'aux professionnels de l'amour, habitués d'aventures galantes, nous livrons notre **Instillateur Préventif**.

Petit bijou de poche, moins gros qu'un flacon de sels anglais dont il affecte la forme, répandant, débouché, une odeur agréable, son usage n'est pas défini par sa forme; il peut être surpris entre vos mains, trouvé dans la poche du mari par l'épouse, du fils par la mère, sans qu'on puisse en deviner l'emploi.

Mais quelle sécurité pour son heureux détenteur!

Est-il besoin d'insister sur les terribles dangers qu'un simple coït impur peut faire courir à un individu, à une famille, à des générations entières? Que de désespoir, de malheurs irrémédiables évités, grâce à l'usage intelligent de notre **Instillateur Préventif!**

DES MÉTHODES PRÉSERVATRICES ACTUELLES

LEUR INSUFFISANCE ET LEURS DANGERS

Qu'a-t-on fait jusqu'ici pour préserver des conta·
tagions vénériennes? Bien peu, rien de sûr évidem-
ment; l'expérience ne le prouve que trop.

Passons en revue les différents moyens préservatifs
ordinairement employés. Nous ne mentionnerons que
pour mémoire les protecteurs en baudruche ou caoutchouc, destinés à empêcher le contact immédiat,

> *Toiles d'araignée contre le danger,*
> *Cuirasses contre l'amour.*

le plus souvent impraticables, inutiles par leur
fragilité, parfois perméables, s'échappant au bon
moment, ils enlèvent au rapprochement sexuel sa
dernière illusion.

Viennent ensuite les injections et lavages préven-
tifs (?), non seulement inutiles, mais souvent nui-
sibles pour plusieurs raisons :

Régle générale, la désinfection des parties contaminées se fait toujours *trop tard*, c'est là le vice
principal de toute désinfection éloignée.

Le simple lavage externe, même antiseptique, trop
tardif, est souvent incomplet, trop faible, n'atteint
pas l'intérieur du canal de l'urèthre.

L'injection, dans l'urèthre, avec seringue de verre,
d'une solution plus ou moins bien préparée par le
pharmacien du coin, injection donnée sans méthode,
expose à *de nombreux dangers* qui sont :

— *Augmentation de l'infection primitive*, le liquide
injecté repoussant le germe contaminateur jusqu'au
fond du canal.

— *Pénétration possible dans la vessie, et cystite consécutive.*

— *Inflammation du canal* irrité par des matières chimiques dangereuses, des solutions trop fortes.

— *Production plus ou moins éloignée de rétrécissements uréthraux.* D'ailleurs la méthode des injections uréthrales est actuellement condamnée, même dans les blennorrhagies déclarées, par tous les médecins sérieux. *Le professeur Guyon,* et avec lui toute l'école de l'hôpital Necker, y voient, entre autres dangers, une cause fréquente d'infection générale du canal uréthral.

D'autre part à quel antiseptique donnera-t-on le choix ?

L'acide phénique, douloureux, très caustique, très odorant, n'agit pas sur le virus syphilitique.

Le sublimé corrosif (bichlorure de mercure), poison violent est très dangereux à manier.

Le permanganate de potasse tache horriblement les linges et les doigts.

Le nitrate d'argent en solution très étendue est impuissant, en solution concentrée, *trop caustique.*

L'acide borique, le borax, naphtol, thymol, menthol, lysol, sont sans action sur le microbe de la chaudepisse et sur le virus syphilitique. Nous pouvons donc, sans crainte de contradiction, conclure à l'insuffisance des différents et seuls moyens connus jusqu'à ce jour.

L'Instillateur préventif de notre création, répond largement à tous les desiderata que ne satisfont pas les méthodes sus-énoncées :

Il peut s'employer au moment voulu, *immédiatement* après les rapports suspects.

Son action désinfectante est *exactement dosée,* mathématiquement mesurée, *graduée selon le temps écoulé* depuis le coït.

D'une puissance incontestable, l'agent désinfectant est *inoffensif,* presque incolore, d'un parfum agréable. Son instillation dans le canal ou sur les muqueuses ne peut amener aucun *accident*, ni immédiat, ni éloigné.

Mais il ne suffit pas pour convaincre, de vanter les effets de notre **Instillateur Préventif**, il faut en démontrer péremptoirement l'exactitude et le bien fondé.

Pour cela, nous prions instamment le lecteur de vouloir bien nous prêter quelques moments sa bienveillante attention. Nous tenons à lui exposer, aussi brièvement que possible, le sujet de nos recherches un peu arides et très nouvelles pour lui; pourtant, croyons-nous, il n'y perdra ni son temps, ni sa patience.

Nous étudierons successivement :

1° Le mode de contagion des maladies vénériennes.

2° L'action de l'**Instillateur Préventif** sur les contages sexuels.

3° Enfin nous décrirons notre appareil et, en indiquerons très longuement l'emploi et les principaux avantages.

MODE DE CONTAGION DES MALADIES VÉNÉRIENNES

On peut poser en principe absolument indiscutable, parfaitement démontré actuellement, les deux lois suivantes :

1re LOI. — **Toute maladie vénérienne (avec ses complications plus ou moins graves et éloignées) se propage par contagion directe, par contact immédiat.**

90 fois sur 100, cette infection a lieu au moment des **rapports sexuels** et, dans les mêmes proportions, c'est **la verge** qui, chez l'homme, est l'organe atteint.

2e LOI. — **Le germe propagateur de cette contagion, le principe actif infectieux est un microbe isolé, cultivé pour la blennorrhagie et le chancre mou, pas encore exactement décrit pour la syphilis,** dont pourtant l'action virulente est parfaitement connue et étudiée.

Nous allons rapidement décrire les caractères des agents infectieux propres à ces trois affections.

BLENNORRHAGIE

Synonyme : Chaude-pisse, cordée ou non, écoulement, échauffement, blennorrhée, goutte militaire.

La chaude-pisse est trop (hélas !) connue du public pour nous arrêter à ses symptômes et à son histoire. D'ailleurs nous ne prétendons pas ici la guérir, mais en préserver.

Cette affection est toujours due à **un microbe,** isolé et bien décrit par le **Dr Neisser,** de Breslau, en 1879, et dénommée par lui **gonococcus blennorrheæ.**

Forme, Dimension et *Groupement.* — C'est un élément ovoïde composé de deux parties semblables et accolées, rangé pour cela parmi les diplocoques ; cet état lui donne l'aspect d'un biscuit ou d'un grain de café. Son grand axe mesure de $0\,\mu\,6$ (1) à $0\,\mu\,7$, son petit axe a $0\,\mu\,5$. Un des signes qui le différencie le mieux des autres microbes, c'est le mode de groupement de ses éléments. Il se présente en petits amas intracellulaires. Disons de suite en passant que le microbe de la chaude-pisse ne se présente pas seul à l'examen microscopique. Dans le pus de la blennorrhagie et même dans le canal uréthral d'un sujet sain (en particulier dans cette région du canal que nous allons étudier sous le nom de *fosse naviculaire*, sorte de réceptacle naturel de toutes les impuretés de l'extérieur), on trouve différentes espèces de microorganismes se développant à l'occasion d'affections autres que la chaude-pisse, tels que le bacille de Koch dans les uréthrites tuberculeuses, le micrococcus pyogènes aureus, le micrococcus cereus albus dans les écoulements bactériens, des saprophytes, etc.

Mouvements. — Le gonocoque de Neisser *n'est pas immobile*; dans les milieux qui lui conviennent, le pus, les sécrétions, on peut, à l'aide de l'objectif microscopique à immersion, le voir *animé de mouvements rapides* soit de rotation, soit d'oscillation. On comprend toute l'importance de ce point. Le germe peut cheminer, bien que lentement ; donc, une fois déposé au bord du méat urinaire, il va pouvoir *gagner en profondeur*. C'est le *chemin parcouru* dans le canal par cet infiniment petit que nous avons voulu fixer dans nos expériences personnelles. Nous les exposerons plus tard.

Milieux favorables à son existence. — Le gonocoque vit et se développe rapidement, dans les cellules de pus, dans les sécrétions vulvo-vaginales de la femme, dans les produits des glandes prostate, de Cowper, de Littre, chez l'homme. Déposé sur la surface de l'urèthre, il s'y comporte assez faiblement au début, puis attaque la muqueuse et s'y installe, en particulier dans la fosse naviculaire.

Digression anatomique. — Ici nous sommes obligé de signaler une particularité anatomique très importante, en raison du but de cette étude. Le canal de l'urine, depuis le méat jusqu'en arrière du collet du gland, présente un assez fort renflement fusiforme long de 10 à 12 millimètres, auquel succède un resserrement : *c'est la fosse naviculaire*. Cette dilatation du canal a comme dimension circulaire moyenne,

(1) En termes de microscopie le μ est la millième partie du millimètre. Donc $0\,\mu\,6$ c'est le $6/10$ d'un millième de millimètre.

de 18 à 22 millimètres. Elle se termine en arrière, au niveau du collet du gland, par un repli assez considérable, situé en haut, capable d'arrêter parfois les sondes et bougies dans le cathétérisme ; découvert par le *Professeur Alph. Guérin*, on le nomme tantôt *grande lacune de Morgagni*, tantôt *valvule de Guérin* (1). De plus, tandis que presque toute la surface de la muqueuse uréthrale est recouverte d'un *épithélium* (2) *cylindrique simple très résistant aux microbes*, l'épithélium de la fosse naviculaire est *pavimenteux*, et se laisse *très facilement* pénétrer par le gonocoque.

Donc la fosse naviculaire est le *point faible* de l'uréthre. Les microbes ayant franchi le méat y trouvent immédiatement un terrain tout préparé, aussi favorable que possible à leur développement. Aussi, s'y trouvant bien, vont-ils y rester ; et, comme la faim chasse le loup du bois, ils ne gagneront le fond de l'uréthre, ne franchiront la valvule de Guérin que poussés par la nécessité. C'est ce qui détermine la **période d'incubation**, car, nul ne l'ignore, une chaude-pisse ne se déclare jamais avant *trois jours* de distance du coït infectant. En général, cette période d'invasion dure de quatre à sept jours.

La conclusion de cette longue mais importante digression, c'est qu'il faut **attaquer le gonocoque dans son repaire, dans la fosse naviculaire**, et cela **le plus tôt possible**, avant qu'il ait pu s'y organiser. Ce point établi est d'une importance capitale pour la démonstration de notre méthode.

Colorations et cultures. — Mais revenons à notre microbe. Le gonocoque se différencie encore des autres bactéries en ce qu'il a un mode spécial de coloration, ou plutôt de décoloration, découvert par Gram, et bien mis en lumière par Roux. De même que ses colorations qui ont donné à Neisser,

(1) Dr Richet. *Anatomie de la région.*
(2) L'épithélium d'une muqueuse est un revêtement de cellules exactement juxtaposées, destiné à la protection des parties sous-jacentes. C'est une sorte de vernis naturel analogue à l'épiderme qui recouvre la peau.

Hartdegen, à Legrain des résultats souvent contradictoires, ses cultures ont présenté des variations nombreuses.

> Car on peut cultiver un microbe isolé et semé sur certains milieux (agar-agar, pomme de terre, bouillon, etc...), comme un jardinier cultive un plan de légumes sur un terrain d'engrais.

La meilleure méthode, dite de Bumm, consiste à ensemencer sur du sérum (partie liquide du sang humain) provenant d'un placenta, une goutte de pus blennorrhagique porté sur une aiguille de platine. A + 33°, on obtient, au bout de dix-huit à vingt-quatre heures, une culture en îlots lisses, brillants comme du vernis, composés de colonies de gonocoques. Kiefei cultive sur un mélange à parties égales de liquide ascitique et d'agar glycériné, et il en élève à 5 0/0 la teneur en peptones. Ce mélange est stérilisé avant l'ensemencement à 63° pendant deux heures. On obtient ainsi, à coup sûr, des colonies. (XIIIᵉ Congrès de médecine interne, à Munich, 1895.)

Inoculations. — On comprend facilement combien ont été rares les expériences d'inoculation blennorrhagique d'homme à homme. Pourtant on en connaît une dizaine de cas. Wertheim en 1891-1892, a reproduit des chaudes-pisses véritables par inoculations de cultures pures gonococciques sur six étudiants. Voilà, peut-être, la dernière et la meilleure preuve que le microbe est bien la cause de l'affection vénérienne.

Migration du gonocoque pendant les premières heures de son inoculation.

Les expériences sus-énoncées, les conditions anatomiques nous montrent le microbe, une fois introduit dans le méat, séjournant dans la fosse naviculaire (période d'incubation). Mais quelles sont les lois de la migration microbienne pendant les premières heures qui suivent l'infection ? *De combien progresse le gonocoque heure par heure ?* Ce problème, complètement inconnu, nous avons tenu à le résoudre. Nous avons fait nos recherches sur des cultures de sérum humain, nous plaçant expérimentalement dans des conditions anatomiques et physiologiques se rapprochant autant que possible des conditions humaines.

D'autre part, nos expériences ont porté sur nous-mêmes, nous inoculant volontairement (sans aucun danger, d'ailleurs, notre **Instillateur Préventif** détruisant instantanément le germe infectant). Nous avons pu ainsi examiner heure par heure nos sécrétions prises avec des instruments spéciaux en différents points du canal urinaire. Des amis dévoués et convaincus ont bien voulu se prêter à nos expériences.

Bref, après bien des difficultés, bien des dangers, malgré la minutie des recherches, nous avons pu établir la loi suivante :

Etant donné une goutte de pus ou de mucus contenant des germes de la blennorrhagie, et déposée à l'entrée d'un canal sain, précisément à l'intérieur des lèvres du méat urinaire, la migration du gonocoque se fera selon les règles suivantes :

a. **Après la Iʳᵉ heure, le microbe est de** 1 *à 2 millimètres* **du méat.**

b. **Après la IIIᵉ heure, le microbe est** *de* 3 *à 5 millimètres* **du méat.**

c. **Après la VIᵉ heure, le microbe est** *de* 5 *à 8 millimètres* **du méat.**

d. **Après la VIIIᵉ heure, le microbe est de** 10 *à 12 millimètres* (fosse naviculaire tout entière).

Après la **XIIᵉ heure**, 12 *millimètres*, **le gonocoque atteint la valvule de Guérin** et s'y arrête.

Bien entendu ces chiffres sont le résultat de *moyennes*, c'est-à-dire que sur cent examens microscopiques, pour la VIᵉ heure, par exemple, nous avons trouvé le microbe 55 fois à 6 millimètres, 25 fois à 5 millimètres, 12 fois à 8 millimètres et 8 fois à 7 millimètres du méat. C'est de la moyenne de tous ces cas que nous avons déduit le chiffre définitif (5 à 8 millimètres). Pas plus que pour toutes choses, il n'y a de règle absolue découlant de ces recherches. Ces irrégularités proviennent soit de la longueur du coït, de sa répétition, de la vitalité du microbe, de l'état antérieur du canal, des désinfections pratiquées ou non après chaque rapport sexuel; cette migration plus ou moins rapide du gonocoque explique encore la durée plus ou moins longue de la période d'incubation.

Ces différentes données nous ont permis de formuler les lois complémentaires qui suivent:

I. — *Le microbe peut, pendant le coït même, pénétrer à l'intérieur du méat*, aspiré en quelque sorte par les mouvements de la verge dans le vide du vagin. L'infection aura lieu dans ce cas plus profondément et plus vite.

II. — *L'infection sera d'autant plus certaine et profonde que le coït aura été répété plus souvent dans un même laps de temps.*

III. — *Le séjour plus prolongé de la verge dans le vagin pendant le même coït provoquera une infection plus dangereuse.*

IV. — *Un germe blennorhagique déposé sur la surface du gland ou du prépuce peut, dans la suite, arriver jusqu'au méat urinaire par migration et pénétrer dans le canal*, et cela malgré les ablutions abondantes et répétées à l'eau froide ou chaude *non additionnée d'un antiseptique*, l'eau ordinaire surtout chaude ayant une action plutôt favorable sur le gonocoque.

Conclusions et indications concernant
la Méthode Préventive.

1. La contagion de la blennorraghie est due à un microbe parfaitement étudié, le gonococcus blennorrheæ.

2. C'est l'introduction de ce microbe dans le canal de l'urèthre qui provoque la contagion.

3. Ce microbe végète et se fixe quelque

temps dans la fosse naviculaire où l'on peut facilement l'atteindre (période d'incubation).

4. Après un coït suspect, il faut désinfecter le canal urinaire avant tout.

5. Désinfecter après chaque coït, d'autant plus profondément dans le canal que les rapports auront été plus répétés, plus longs, et qu'il se sera écoulé plus d'heures depuis le premier contact impur.

6. Désinfecter chaque fois, le gland et le prépuce.

CHANCRE MOU

Synonyme : ulcère simple, chancreux, chancroïde, chancrelle, chancre pseudo-syphilitique, chancre de Galien.

De même que pour la chaude-pisse, nous ne décrirons pas cette ulcération infectieuse, si redoutable surtout par ses complications, bubons ou poulains, fusées purulentes, décollements profonds et gangrène des tissus, infection purulente, etc.

Le chancre mou s'inocule presque toujours dans les rapports sexuels et comme toujours au membre viril. D'après les statistiques du *Dr Fournier*, de l'hôpital Saint-Louis, sur 445 ulcères mous, 428 se sont rencontrés à la verge (glands, prépuce, méat). *Le frein et le prépuce* sont les parties les plus souvent atteintes : de là découle l'importante règle de ne pas négliger après un coït suspect la désinfection de ces parties. Le chancre mou ne pénètre jamais à l'intérieur du canal urinaire. Il est parfois unique, souvent multiple; on a vu jusqu'à 20 et 24 chancres mous simultanément sur le même sujet.

Cette affection relève aussi d'un microbe, *le bacille de Ducrey;* (l'étude que nous allons en résumer a été faite à l'Institut Pasteur).

Vaguement indiqué par Petro Ferrari en 1885, il n'a été sérieusement décrit et étudié que par Ducrey, de Naples, en 1889.

Récemment Unna et Petersen l'ont cultivé.

Formes. Dimension. — C'est une bactérie grosse et courte, à extrémités arrondies avec dépression médiane formant un ∞ ayant 1 μ 3, à 2 μ de long, et 0 μ 3, à 0 μ 5 de large.

Groupement. — Parfois libre, souvent groupée en amas, elle se présente aussi sous l'objectif du microscope avec un caractère spécial, c'est la chaîne ; elle se met en chapelet de 4, 5, 6 et 8 éléments.

Elle n'est pas douée de mouvements.

Coloration et cultures. — Le bacille de Ducrey se colore facilement par la fuchsine, le violet de gentiane, résiste à la méthode décolorante de Gram qui caractérise le microbe de la chaude-pisse ; traité par ces différents réactifs, il prend un aspect spécial, celui d'une navette, ses extrémités et ses bords libres absorbant seuls le principe colorant.

Inoculations. — Le bacille du chancre mou s'inocule d'homme à homme avec la plus grande facilité et même, pouvons-nous ajouter, sans le moindre danger. Il suffit de piquer, préalablement désinfectée, la peau saine, au moyen d'une aiguille de platine trempée dans du pus chancreux.

Ici nos recherches ont été relativement faciles ; et en examinant au microscope des coupes des tissus inoculés (qu'on ampute au bout de 6, 12 et 24 heures), nous avons pu formuler les règles suivantes :

I. — *Le chancre mou n'a pas de période d'incubation comme la blennorrhagie* ; vingt-quatre heures après l'inoculation, ou le contact infectant, un œil exercé peut sans microscope en voir les premiers symptômes sur la partie atteinte.

II. — *Le bacille de Ducrey (ou le chancre mou) s'inocule dans une gerçure,* parfois *invisible* à l'œil nu, du *gland* et du *prépuce* ; une effraction de la muqueuse, pouvant se produire même pendant le coït infectant, peut causer la contagion.

III. — *Au bout de la 4e heure après l'inoculation, l'examen microscopique montre, sur une coupe, des cellules, agglomérées, rondes, à noyaux se colorant en* bleu : ce sont des leucocytes ou globules de pus, et des cellules lymphatiques *uni ou polynucléaires*. En dehors et autour de ces cellules, quelques bacilles de Ducrey dont la multiplication commence.

IV. — *L'examen, à l'œil nu, de la 12e heure, montre autour de la piqûre d'inoculation une zone rouge, sorte d'auréole érythémateuse très peu étendue. L'inoculé perçoit en ce point un léger picotement.*

A cette même heure on trouve à l'*examen bactériologique* sur des coupes très fines, *des amas leucocytaires plus abondants, des bacilles de Ducrey en très grand nombre.* Le chancre est établi.

Conclusions et indications concernant la Méthode Préventive.

1º Le chancre mou est dû à un bacille, s'inoculant rapidement à la moindre fissure des muqueuses.

2º Le bacille prolifère *immédiatement*. Il n'existe donc pas de *période d'incubation* comme pour le microbe blennorrhagique.

3º Il est urgent de désinfecter le plus tôt possible le gland et son collet, le prépuce et son filet. Inutile de désinfecter la fosse naviculaire.

SYPHILIS.

Synonyme : Vérole, grande vérole, mal français, mal napolitain, castillan, portugais, américain (ce grand nombre d'épithètes prouve que la vérole n'est pas l'apanage d'un seul pays).

Nous n'insisterons pas sur l'origine, les symptômes et les accidents rapprochés ou éloignés de la vérole : ce n'est pas notre but et les personnes les plus étrangères à la science ont, à cet égard, des notions suffisantes.

Nous mentionnerons simplement l'accident primitif, premier témoignage de la contagion, le chancre induré, pouvant parfois passer presque inaperçu, mais généralement caractérisé par une ulcération, profonde, sèche, à bords escarpés, sur une base très dure à consistance cartilagineuse, 1er symptôme d'une infection générale qui se traduit plus tard, par des accidents secondaires et tertiaires, tenaces et répétés, exerçant d'épouvantables ravages non seulement sur les individus infectés, mais encore sur les conjoints, parents, entourage, sur la race tout entière.

Cette affection ne peut être transmise que par contagion ; le germe, le virus réside dans les excrétions normales ou purulentes, dans le sang du syphilitique infectant, porteur d'une lésion spécifique.

La contagion s'exerce, à dose minime, par la pénétration du virus jusqu'au contact des parties susceptibles de l'absorber, ou de réagir en sa présence, c'est-à-dire jusqu'au corps muqueux ou aux régions lymphatiques. Il faut donc qu'il existe nécessairement en un point une effraction épidermique ou muqueuse ; cette fissure peut se produire pendant le coït même. Détail important : *tout accident syphilitique*, chancre, plaque muqueuse, gomme, est également infectant ; *donc les coïts anormaux*, antinaturels, ne se pratiquant pas par les voies génitales de la femme, *coïts ab ore* (1), peuvent être contagieux.

C'est encore la verge la plus souvent atteinte. D'après les statistiques de l'hôpital Saint-Louis (Prof. *Fournier*), sur 1.696 chancres, 1.665 appartiennent à la verge dont 17 *à l'intérieur* de l'urèthre.

Le principe actif du virus syphilitique est encore un micro-organisme ; mais dans l'état actuel de la science, il n'a pu être encore isolé et cultivé. Par contre son inoculation a toujours été couronnée de succès ; mais on le conçoit, les expériences ont été extrêmement rares à ce sujet.

Heller a le premier décrit un parasite spécial de la syphilis, qu'il a appelé coniothéclum syphiliticum. En 1871, Loslorfer

(1) *Ab ore*, signifie en latin : par la bouche.

crut avoir isolé la bactérie, mais Wido, en 1872, puis Vajda et Strieker démontrèrent que les corpuscules de Lostorfer n'étaient que des granulations protoplasmiques.

Plus récemment Klebs a décrit un microbe qu'il croit spécifique et l'a dénommé : hélicomonade ; mais rien de tout cela n'est exact. Pourtant tout fait croire à un microbe et cette certitude n'a d'ailleurs aucune influence sur la portée de notre **Méthode Préventive**.

Remarque importante : *l'infection syphilitique est immédiate*, comme celle du chancre mou ; pourtant le chancre, 1er symptôme visuel tangible du mal, n'apparaît qu'au bout de quelques jours. Nous sommes donc en présence d'une fausse période d'incubation, car dès l'apparition du chancre, il est trop tard pour prévenir le mal, la syphilis est acquise définitivement, constitutionnelle.

Conclusions et indications concernant
la Méthode Préventive.

1º La syphilis est transmise par contagion directe, presque toujours avec localisation à la verge présentant une fissure ;

2º Tout contact infectant, vagin, vulve, anus, bouche, langue, peut inoculer le mal ;

3º Le canal de l'urèthre peut être atteint ;

4º Il n'y a pas de période d'incubation ;

5º Il y a lieu de désinfecter au plus tôt le gland, le prépuce et l'intérieur du canal.

Voilà donc terminée cette exposition si résumée, si incomplète des contages vénériens. Le lecteur nous pardonnera-t-il l'aridité de ce sujet nouveau pour lui en faveur du résultat obtenu ? Comprend-il maintenant qu'en désinfectant *immédiatement, au plus tôt*, le

gland, le prépuce, la fosse musculaire du canal urinaire, et cela après chaque coït, de quelque nature
qu'il soit, il évitera des malheurs souvent irrépara-
bles? Comprend-il enfin les incalculables services
que notre **Instillateur Préventif** va lui rendre?
S'il lui reste un doute, qu'il nous prête encore quelques secondes d'attention, il sera convaincu; nous
allons, pour en finir avec l'exposition, purement ex-
périmentale et scientifique de notre étude, lui mettre
brièvement sous les yeux les effets de notre méthode
préventive sur les microorganismes et virus vénériens.

COMMENT S'EXERCE L'ACTION PRÉVENTIVE

Nous commençons par déclarer, qu'en dehors de toute expérience de laboratoire, mis entre les mains de personnes douées d'une incontestable bravoure en face du péril vénérien, stylées par nous et confiantes en notre méthode, l'**Instillateur Préventif** a fait merveilles, et ces valeureux chevaliers d'un ordre tout nouveau sont revenus sains et saufs et... enchantés. Mais cette contre-épreuve peut être taxée ou d'exagération ou de hasard heureux ; et pourtant... ! Aussi bien peut-on nous opposer le fait de l'immunité dont jouissent certains sujets à l'égard de pareils dangers.

Il n'en est pas de même de nos expériences personnelles de laboratoire, de l'étude méthodique et rigoureuse de l'**Instillateur Préventif** sur les cultures microbiennes de la blennorrhagie, du chancre mou, et sur le virus syphilitique.

On conçoit facilement qu'une seule et même substance antiseptique ne pouvait agir sur des germes de maladies aussi différentes. Aussi nous a-t-il fallu trouver l'*antibacillaire spécifique de chaque affection*, en graduer l'action, puis faire de ces trois substances une solution unique, stable, indécomposable, ne réagissant pas, ne se neutralisant pas dans ses trois parties distinctes.

Dans ces recherches, nous avons été puissamment aidé et guidé par notre savant ami M. L. Padé, ancien chimiste principal du Laboratoire municipal de Paris, actuellement directeur du Laboratoire de la Bourse du Commerce.

Notre formule trouvée, notre **Liqueur Bactéricide** définitivement constituée, nous avons répété nos essais sur des cultures de chaque maladie...

Enfin, après de longs mois de recherches ardues et minutieuses, le succès est venu complet et bien gagné :

I. — Quelques gouttes de **Liqueur Bactéricide** tombant sur une culture florissante de gonocoques ou de microbes de Ducrey immédiatement arrêtait le développement de la culture, et en quelques heures sa destruction était complète.

II. — Inversement, un ensemencement de microbes de la blennorrhagie ou du chancre mou sur un bouillon de culture stérilisé par quelques gouttes de **Liqueur Bactéricide** n'amenait aucun développement des colonies parasitaires.

III. — Une inoculation de culture blennorrhagique (ou de pus provenant d'une femme malade), faite à l'entrée d'un canal sain, laissée trente heures en incubation, et donnant déjà lieu à des symptômes inflammatoires, était anéantie, détruite par l'instillation d'un demi-centimètre cube de **Liqueur Bactéricide**, et le canal redevenu indemne deux heures après.

IV. — L'évolution d'un chancre mou dans les 20 premières heures était enrayée par la même méthode, et la plaie cicatrisée le lendemain.

V. — Avec une culture de microbes de Ducrey, sur une partie de peau saine, nous ensemençons deux chancres. Nous instillons quelques gouttes de **Liqueur Bactéricide** sur l'un des deux : il ne se produit rien ; pas de chancre. L'autre, non instillé, donne naissance à l'ulcération caractéristique qui évolue comme d'ordinaire.

Que dire de plus? Est-il rien de plus éloquent que les faits? Intelligemment et rapidement appliquée, la **méthode** est infaillible. Il ne nous reste plus qu'à décrire notre appareil et à en indiquer le maniement.

L'INSTILLATEUR PRÉVENTIF [1]
LA LIQUEUR BACTÉRICIDE [2]

DESCRIPTION. — L'appareil se compose d'une élégant étui cylindrique en métal, long de 6 centimètres, de 12 millimètres d'épaisseur, entièrement semblable à un flacon de sels anglais, et contenant l'**Instillateur Préventif**.

En débouchant l'étui on retire ce dernier, qui se présente alors sous forme d'une ampoule de caoutchouc noir, légèrement renflée à une extrémité et portant à l'autre un petit embout, également en caoutchouc, qui se termine en olive et porte sur sa longueur 3 lignes rouges correspondant à 3 numéros : 3 h., 6 h., 12 h.

Le squelette de l'instrument est fait d'une ampoule de cristal pouvant contenir 5 centimètres cubes de liquide, se terminant par une petite tubulure de verre qui ne laisse écouler qu'une goutte à la fois. L'enveloppe de caoutchouc sert à la fois de protecteur à l'ampoule de cristal et d'aspirateur-expulseur au liquide ; elle glisse à frottement sur les parois du verre.

La **Liqueur Bactéricide**, transparente, d'une odeur agréable, *ne laissant aucune trace sur les linges*, peut se conserver indéfiniment dans son flacon teint en jaune, sans s'altérer. Ce dernier contient une quantité de liqueur suffisante pour plusieurs mois d'un usage quotidien. On ne devra jamais, sous aucun prétexte, y ajouter de l'eau ou un liquide quelconque.

(1) Notre appareil est breveté en France et à l'Etranger. Pour en garantir l'authenticité, exiger la signature du Dr G. Duvivier, dont il doit être revêtu.

(2) Nos *Liqueurs Bactéricides* ont été l'objet d'un dépôt au Tribunal de Commerce de Paris.

Manière de charger l'appareil.

Pour remplir l'appareil : 1° retirer complètement l'embout olivaire en le faisant doucement glisser sur la tubulure de verre.

2° Faire également glisser l'enveloppe de caoutchouc, en repoussant son bord libre avec le bout des doigts de la main gauche jusqu'à ce que l'ampoule de verre soit presque entièrement dégagée et que le bord de l'enveloppe recouvre la grosse extrémité du cristal de quelques millimètres seulement. L'enveloppe devient alors une poire d'aspiration.

3° Saisir la dite poire entre le pouce et l'index, la comprimer fortement dans toute sa longueur pour en chasser l'air ; maintenant toujours la pression, introduire la tubulure de verre dans le flacon préalablement débouché, au contact de la **Liqueur Bactéricide**. Cesser alors et seulement la compression. La **Liqueur** montera dans l'ampoule à mesure que la poire reprendra sa forme antérieure.

4° *Retournant brusquement l'appareil, la pointe de verre en haut*, et le tenant *verticalement*, par quelques pressions successives et très légères sur la poire, chasser les bulles d'air qui traversent la **Liqueur** déjà aspirée, puis lâcher la poire ; le liquide baissera dans l'ampoule. Alors, *tenant toujours le tube verticalement*, on fera glisser la poire en caoutchouc sur les parois de l'ampoule de cristal jusqu'à ce qu'elle ait repris la position première qu'elle avait dans l'étui. On remet l'embout olivaire comme il était antérieurement. L'appareil est ainsi chargé. On s'assurera de son fonctionnement régulier en pressant légèrement sur le fond de l'enveloppe : la **Liqueur** viendra sourdre goutte à goutte au bout de l'olive.

On remet l'**Instillateur** dans son étui *en y engageant d'abord la petite extrémité olivaire.*

Son entretien est facile, chaque pièce qui le compose se démontant et pouvant se nettoyer : l'embout

olivaire devra surtout être l'objet de soins spéciaux,
à cause de son contact avec les mucosités; après l'a-
voir lavé à l'eau ordinaire, on le laissera tromper
quelques heures dans un peu de la **Liqueur Bactéricide.**

Si l'olive venait à se boucher, on lui rendrait sa
perméabilité en la piquant avec une épingle ou une
aiguille très propres.

Usage préventif de l'Instillateur.

Le moment est-il venu d'utiliser l'appareil : les
ablutions ordinaires faites ou non, introduire de la
main droite par le méat urinaire l'olive en caoutchouc, *l'enfoncer doucement jusqu'à la division rouge
qui correspondra au nombre d'heures* (3 h., 6 h., 12 h.)
écoulées depuis le coït suspect. Tenir la verge vertica·
lement élevée de la main gauche *sans comprimer le
canal urinaire,* instiller en pressant légérement la
poire en caoutchouc, puis retirer doucement jusqu'à
la division suivante, presser une fois de nouveau, et
ainsi de suite à chaque division rouge. Arrivé à la
dernière, retirer complètement l'olive, et *la verge
étant toujours maintenue verticalement élevée,* passer à
la désinfection du gland, du prépuce, sans oublier le
collet du gland et le filet. Quelques gouttes suffiront
pour stériliser ces parties : laisser sécher autant que
possible. Il s'écoulera quelques gouttes de **Liqueur**
superflues ; ne pas s'en inquiéter.

L'introduction de l'olive dans le méat est une opération inoffensive, et nous défions les mains les plus
maladroites, les plus tremblantes, de blesser dans
cette manœuvre la muqueuse du canal.

L'instillation ne cause aucune *sensation douloureuse,*
à moins qu'il n'y ait des fissures, des écorchures sur
les muqueuses. Oh! alors ne regrettez pas cette légère
cuisson! Quelles douleurs ne vous évitera-t-elle pas !
car elle vous aura révélé les érosions de votre mu-

queuse, portes d'entrée ouvertes aux germes vénériens.

Remarques spéciales. — Pour des raisons d'ordre
tout spécial (rapports sexuels imprévus, dans un bou-
doir, dans un véhicule quelconque), on ne peut pra-
tiquer les ablutions ordinaires : dans ce cas, après
avoir essuyé avec soin les mucosités qui enduisent
les parties exposées, désinfecter soigneusement en
employant un peu plus largement la **Liqueur Préventive**.

Enfin certaines personnes atteintes de phimosis
congénital ou cicatriciel, ne peuvent jamais décou-
vrir le gland ; elles sont d'autant plus exposées à
l'infection que cet état pathologique ne va jamais sans
des inflammations chroniques, érosions, ulcérations
légères des muqueuses en contact ; des soins de pro-
preté sont presque impossibles. On conçoit dans ce
cas tout le parti qu'on pourra tirer de l'**Instillateur Préventif** : on fera pénétrer doucement entre
le gland et le prépuce l'olive de l'appareil qu'on
glissera jusqu'au collet du gland, et on instillera quelques gouttes au pourtour de l'organe.

Surtout ne jamais se séparer de l'instrument ; il tient
si peu de place dans la poche du gilet ! *Ne partez jamais en voyage sans lui*, ce sera le plus léger, et peut-
être le plus utile, de vos bagages.

QUELQUES CONSEILS AU LECTEUR

Et maintenant, nous permettra-t-on quelques conseils d'un ordre tout spécial où l'art médical n'intervient pas, il est vrai, mais qui, dictés par une vieille et sérieuse expérience de la vie, ne sont pas déplacés à la fin de ce travail ?

Dans les choses de l'amour, **le scepticisme doit être une règle presque inflexible.** Hélas! la Déesse que nous adorons, dont nous encombrons les autels, est perfide comme l'onde sa mère. La femme de César ne doit pas être soupçonnée, dit-on ! Soupçonnons-la bien vite au contraire, qu'elle soit à César, à Dieu ou au Diable (ce dernier ayant une assez jolie clientèle!) *Soupçonnons toujours et instillons sans cesse !*

D'autant mieux que certaine femme pourra aimer sincèrement et infecter non moins sincèrement l'objet de cette réelle affection. Que ne voit-on pas dans cet ordre d'idées! Que de femmes ont la chaude-pisse ou la vérole, sans le savoir, parfois sans connaître exactement leur maladie ! Que de femmes mariées contaminées par leur mari, infecteront leur amant, et réciproquement!

Ah! si jeunesse savait! Adolescents pleins de vie, frais sortis de l'Université et des Ecoles, à peine mûrs pour le baiser (et quel baiser au rabais, presque toujours empoisonné!), si vous aviez moins de crédulité et l'audace suffisante pour vous *stériliser* après le combat, en vous servant de l'**Instillateur Préventif** ! Combien facilement éviteriez-vous de désespoirs, de tares indélébiles, d'infirmités pour la vieillesse, sans parler des morts précoces! Si vous saviez de quelle importance est pour vous d'éviter la première contamination!

Et vous qui, infectés déjà, ne pouvez plus approcher une femme sans voir récidiver vos ennuis, vos douleurs, n'hésitez pas ! l'**Instillateur Préventif** vous rendra la tranquillité, la confiance en vous-même.

Pourquoi les pères et mères de famille sérieux et éclairés, sans écouter les mauvais conseils d'une fausse et pernicieuse pudeur, ne mettraient-ils pas dans les mains de leurs fils en âge de risquer leurs premiers essais de virilité, cette arme toute puissante qu'est l'**Instillateur** ?

D'ailleurs, pourquoi s'abstenir ? Notre méthode est sans danger, quelque prolongé qu'en soit l'usage.

Grâce à lui, si peu coûteux, si peu embarrassant, que de dépenses de pharmacien, d'honoraires médicaux épargnés, sans parler de l'estomac et de l'organisme en général qui, absorbant moins de drogues, ne s'en porteront que mieux ! Nous couvririons indéfiniment des pages, si nous voulions faire briller tous les avantages de notre **Instillateur** : en y réfléchissant un peu le lecteur complétera tout ce que nous ne pouvons écrire.

USAGE CURATIF DE L'INSTILLATEUR

Notre appareil n'a été construit, notre méthode instituée que dans un but de prophylaxie, de préservation. *Guérir n'est pas notre fait.*

Mais dans le cours de nos expériences nous fûmes frappé de l'action de notre **Liqueur Bactéricide** sur les muqueuses enflammées; d'ailleurs cette action n'était qu'une conséquence naturelle de sa composition.

Loin de vouloir présenter notre **Instillateur** comme une panacée universelle, nous n'en recommanderons l'usage curatif que dans trois cas très nets.

1er CAS. — Le 1er, le plus important, est la guérison de la blennorhagie *tout à fait au début.* •

Si par ignorance de notre méthode préventive, par négligence, ou par suite d'oubli de notre appareil, une chaude-pisse venait à se déclarer, pendant quelques temps (24 heures environ), vers la fin de la période d'incubation, l'écoulement futur n'est qu'à l'état de *suintement*; c'est dans ce cas, et *seulement dans ce cas* que l'**Instillateur** trouve une nouvelle application. L'inflammation blennorhagique peut se limiter souvent aux trois premiers centimètres du canal, le reste de l'uréthre étant indemne. Alors l'**Instillateur** est maître du mal, et de **préventif** devient **curatif**.

On l'emploie de la façon suivante :

Afin d'atteindre les parties enflammées les plus profondes, on allongera la tubulure de l'**Instillateur** en faisant glisser sur elle tout simplement l'embout de caoutchouc de manière à en doubler à peu près la longueur. Puis aussitôt après avoir uriné, enfoncer l'olive jusqu'au collet de la tubulure et instiller 3 *gouttes* à chaque point de repère.

Renouveler cette opération trois fois par jour dans les mêmes conditions et prendre quelques capsules de santal citrin, ou quelques cachets de salol à 0 gr. 50 le cachet.

Les résultats de ce traitement si simple seront parfois surprenants.

En cas d'insuccès, le remède est inoffensif et ne gêne en rien les autres moyens d'action.

2ᵉ CAS. — A la suite des rapports sexuels, certaines personnes souffrent d'inflammations non microbiennes du gland et du prépuce, sortes de balanites à répétitions, surtout fréquentes chez les sujets dont le prépuce est long et serré. Cette irritation superficielle cède facilement à l'instillation, après lavage boriqué, de quelques gouttes de la **Liqueur Bactéricide.**

3ᵉ CAS. — La muqueuse du gland ou du prépuce présente chez certains sujets, d'une façon périodique, de petites ulcérations multiples, vésicules d'herpès diathésique, ou bien des déchirures et fissures, ruptures ulcéreuses du filet préputial ; inoffensives par elles mêmes, ces lésions sont autant de portes d'entrée pour les germes vénériens, menaces continuelles d'une contagion redoutable ; quelques gouttes de l'**Instillateur**, deux fois par jour, aidées de l'isolement des parties malades par l'interposition de légers nuages d'ouate hydrophile entre le prépuce et le gland, auront, au bout de quelques jours, raison de cette affection souvent rebelle.

Le lecteur dont la bienveillante attention nous aura suivi jusqu'à la fin de cette étude, s'étonnera certainement qu'un travail aussi sérieux, si purement scientifique ne lui sont parvenu que par les annonces, souvent si mensongères et fallacieuses, des journaux quotidiens. Son étonnement n'égalera certes pas notre gêne de certains voisinages. Nous pardonnera-t-il d'employer pour attirer son esprit, la voix criarde de la réclame banale ? Certes, le contact, à la 4ᵉ page, des pilules plus ou moins purgatives, des pastilles guérissant toutes les maladies, ne fait en rien valoir notre méthode, si consciencieuse ! Mais alors, comment nous mettre en communication avec le public, seul intéressé, seul juge intègre ?

Nous adresser aux médecins ? Ces malheureux confrères ! Nous allons leur enlever une partie de leur clientèle. — Les pharmaciens ? Mais à qui vendront-ils leur copahu et autre cubèbe, leurs injections moins abortives que pernicieuses ?

Alors que reste-t-il ? Attendre la notoriété sous l'orme ? Nous ignorera-t-on moins dans dix ans qu'aujourd'hui ? Et que de malheurs accumulés, que de familles infectées par notre silence ! Il ne nous reste alors que le journal, la Presse, seule puissance absolue de notre siècle, arme à double tranchant, capable de tout bien et de tout mal. Médiocrement heureux de nous trouver en compagnie de la somnambule extra-lucide et le charlatan de vespasiennes, qui guérit la chaude-pisse en vingt-quatre heures et la syphilis en trois jours, nous avons néanmoins voulu apporter notre faible contingent à la Science, et faire un peu de bien à l'humanité, dont l'estime effacera la souillure du voisinage, comme notre **Instillateur** supprimera l'impureté des contacts.

Dʳ G. DUVIVIER,

7, Boulevard Sébastopol, Paris.

Conditions de vente et Avis divers.

Nous expédions FRANCO, *à domicile*, ou *poste res-tante* ou *en gare*, selon la demande de nos clients, une petite caisse contenant, sans signe révélateur :

1° **L'Instillateur Préventif** dans son étui;

2° Un flacon de **Liqueur Bactéricide** suffisante pour plusieurs mois à un usage quotidien.

Les expéditions ne sont faites qu'au *reçu d'un man-dat-poste* ou *bon de poste* de **12** francs.

Si le colis doit être expédié « RECOMMANDÉ », ajouter *0 fr. 25* au prix sus indiqué.

— Tout flacon épuisé sera remplacé et expédié *franco* par retour du courrier contre réception de *mandat* ou *bon de poste de 4 francs.*

Avis important. — Nous tenons à la disposition de nos clients habitant les pays chauds, ou s'y rendant, (Espagne, Italie, Afrique, Amérique du Sud, Colonies), une **Liqueur Préventive concentrée,** spécia-lement préparée pour ces climats. En effet, la viru-lence plus grande des contages, la vitalité augmen-tée des microorganismes, l'activité plus considérable des fermentations dans ces contrées, dont la tempé-rature est très supérieure à la nôtre, exigent une action plus énergique — bien que parfaitement in-offensive — pour atteindre et détruire les germes morbides.

Nous expédions les flacons de **Liqueur concen-trée** contre la somme de *5 francs*, en mandat ou bon de poste.

Pour toute commande, s'adresser rue de la Folie-Méricourt, n° 24, à Paris, chez M. REDON, pharma-cien, seul dépositaire pour la France et l'Etranger, de l' " Instillateur Préventif breveté " et des " Li-queurs Bactéricides ".

TABLE DES MATIÈRES

Paris. — Typ. A. DAVY, 52, rue Madame. — Téléphone.

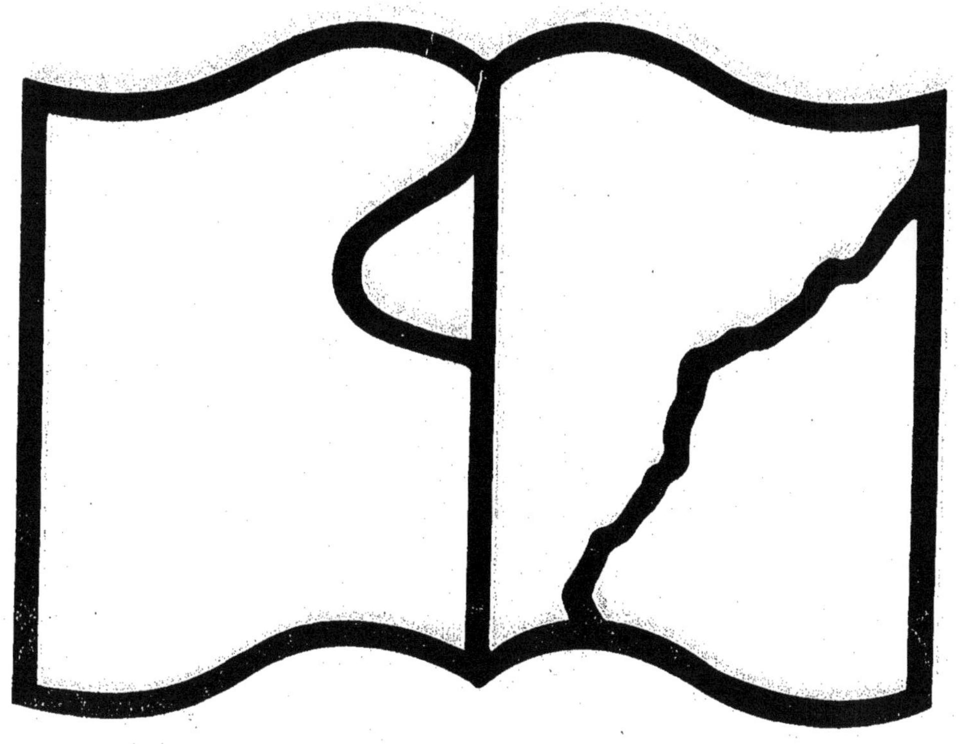

Texte détérioré — reliure défectueuse

NF Z 43-120-11

www.ingramcontent.com/pod-product-compliance
Ingram Content Group UK Ltd.
Pitfield, Milton Keynes, MK11 3LW, UK
UKHW021158140726
13695UKWH00005B/2210